COMMISSION D'HYGIÈNE

ET DE SALUBRITÉ

du VIIIe Arrondissement de Paris

INSTRUCTIONS

RELATIVES

AUX MESURES A PRENDRE

CONTRE

LE CHOLÉRA

PARIS 1884

INSTRUCTIONS

ÉMANANT DE

la Commission d'hygiène et de salubrité

DU VIIIe ARRONDISSEMENT

RELATIVES AUX MESURES A PRENDRE

CONTRE

LE CHOLÉRA

·

Le choléra, comme toutes les maladies infectieuses, ne naît pas spontanément. Il est engendré par des germes provenant d'individus antérieurement atteints. Cette contagion ne se produit pas fatalement, et elle ne frappe généralement que les individus dont l'hygiène est défectueuse.

Même dans les grandes épidé-

mies les personnes atteintes ne
sont qu'une très rare exception et
la maladie guérit souvent. Il est
donc possible à chacun de se défendre lui-même et de défendre
tous les siens contre les atteintes
de la maladie.

Il faut d'abord conserver tout
le calme de l'esprit, car ceux qui
ont peur résistent moins que les
autres, et se conformer rigoureu-
sement aux règles hygiéniques.

Les fatigues. — On évitera les
fatigues exagérées, les excès de
travail et de plaisir, les veilles pro-
longées, les bains froids et de trop
longue durée, en un mot toutes les
causes d'épuisement.

Le refroidissement. — Le refroidissement du corps, surtout
pendant le sommeil par les fenêtres ouvertes, les vêtements trop
légers le soir après une journée
très chaude, l'ingestion d'une
grande quantité d'eau froide, sont

particulièrement dangereux en temps de choléra.

Logement. — On maintiendra la plus grande propreté dans toutes les pièces de l'appartement ou du logement, surtout dans celles qui servent au coucher de plusieurs personnes. On les ventilera avec soin par l'ouverture prolongée des fenêtres ; on n'y laissera séjourner pendant la nuit ni ordures, ni restes d'aliments.

On observera aussi la plus grande propreté corporelle.

Des eaux. — L'usage d'une eau de mauvaise qualité est une des causes les plus communes du choléra. L'eau des puits, des rivières, des petits cours d'eau, est souvent souillée par les infiltrations du sol, des latrines, des égouts, par les résidus des fabriques. Quand on n'est pas sûr de la bonne qualité de l'eau servant aux boissons ou à la cuisine, il est prudent d'en faire bouillir chaque jour plusieurs litres pour la consommation du lendemain, l'ébullition donnant une sécurité complète. On peut encore faire infuser dans l'eau bouillante une petite quantité de thé, de houblon, de centaurée, de plantes amères ou aromatiques, et boire ces infusions mélangées au vin.

Les eaux minérales naturelles, dites eaux de table, rendent dans ces cas de grands services.

Régime.— Au point de vue des aliments, chacun ne doit changer que le moins possible le régime auquel il est habitué, et qu'il sait lui convenir. On évitera avec soin tout écart de régime et toute indigestion.

Il n'y a aucun inconvénient à faire un usage modéré de fruits bien mûrs et de bonne qualité; on doit toujours les peler et, mieux encore, les manger cuits. Cette re-

commandation s'applique surtout
aux légumes ; autant que possible,
il faut les faire cuire : les salades,
les radis, les produits maraîchers
pourraient, à la rigueur, retenir
quelques germes dangereux répan-
dus à la surface du sol.

On évitera les salaisons, les
viandes de charcuterie,les conserves
alimentaires.

Boissons alcooliques. — Certai-
nes personnes croient se préserver
du choléra en buvant une quantité
inaccoutumée d'eau-de-vie et de li-
queurs alcooliques ; rien n'est plus
dangereux. L'abstention complète
vaudrait mieux que le plus léger
excès.

Boissons glacées. — Les glaces
et les boissons glacées prises rapi-
dement en pleine digestion, ou le
corps étant en sueur, peuvent dé-
terminer en tout temps des indis-
positions ayant quelque ressem-

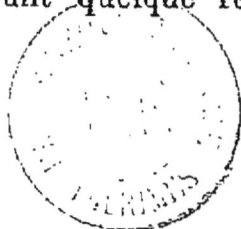

blance avec le choléra ; il faut donc
en faire un usage très réservé en
temps d'épidémie.

2º PRÉCAUTIONS A PRENDRE EN CAS DE MALADIE.

Le moindre trouble digestif peut
être le prélude d'une attaque de
choléra ; il ne faut jamais le né-
gliger, et appeler immédiatement
le médecin. Une attaque peut être
prévenue ou arrêtée par un traitement rapide, et une diarrhée, en
apparence insignifiante, peut être le
point de départ d'une maladie sé-
rieuse.

Le malade sera isolé dans sa
chambre ; on ne laissera pénétrer
auprès de lui que les personnes
dont la visite est strictement indis-
pensable. Il devra y coucher seul,
et, si cela est impossible, il devra
être transporté à l'hôpital ou à une

ambulance spéciale ; ce transport s'effectuera exclusivement par une des voitures mises par l'administration à la disposition du public.

Transmission. — C'est le plus souvent par les matières de vomissement et les selles que le choléra se propage ; ces matières ne sont pas beaucoup moins dangereuses dans les attaques les plus légères que dans les cas les plus graves. Il faut donc les désinfecter et les faire disparaître le plus tôt possible de la chambre des malades.

On peut empoisonner toutes les latrines d'une maison en y jetant ces matières non désinfectées.

Désinfection. — Les désinfectants recommandés sont : 1° la solution bleue de sulfate de cuivre préparée avec :

Sulfate de cuivre (couperose bleue) réduit en poudre..... 50 grammes

Eau . . . . 1 litre.

A son défaut, 2° le chlorure de chaux sec en poudre.

3° le chlorure de zinc au centième.

Les déjections des malades seront reçues dans des vases contenant *par avance* soit un grand verre de la solution bleue, soit une tasse à café (80 grammes) de chlorure de chaux en poudre ou de chlorure de zinc.

La solution sera également employée à laver largement les cabinets d'aisances toutes les fois que des déjections y aurontété portées.

Linges. — Les linges de corps ou de literie souillés par les déjections doivent être plongés, avant de sortir de la chambre, dans un baquet contenant 20 litres d'eau auxquels on mêlera :

Ou bien 4 litres de la liqueur bleue ;

Ou bien deux tasses à café (150 à 200 grammes) de chlorure de chaux sec qu'on noue dans un sac en toile.

On les retirera du baquet en les tordant, au bout d'une demi-heure d'immersion dans ce liquide, qu'il suffit de renouveler tous les jours. Mais il faut remettre le linge humide encore, au blanchisseur, qui le rincera immédiatement dans l'eau bouillante avant de le soumettre à la lessive commune.

Vêtements. — Les pièces de vêtement susceptibles d'être lavées seront soumises au même traitement. Les pièces en drap et en tissus de laine seront envoyées, avec la literie, à l'étuve spéciale ou, au besoin, désinfectées au soufre.

Quand les vêtements sont profondément souillés et de peu de valeur, il est préférable de les brûler dans une cheminée.

Planchers. — Les taches ou les souillures sur les planchers, les tapis, devront immédiatement être

lavées à l'aide d'un chiffon, soit
avec la solution bleue de couperose, soit avec un lait de chlorure
de chaux obtenu en mêlant une
cuillerée de chlorure sec à un litre
d'eau. Le chiffon sera ensuite brû ·
lé.

Literies. — Autant que possible,
les literies occupées par les malades devront être garnies de larges
feuilles de papier goudronné ou de
journaux pour prévenir la souillure
des matelas. Ces papiers seront dé-
truits par le feu.

Les matelas tachés ou souillés
devront être humectés, à l'aide
d'un chiffon ou d'un tampon d'oua-
te, avec la solution bleue étendue
de cinq fois son volume d'eau, ou
avec la solution de chlorure de
chaux (une cuillerée à café de chlorure sec par litre d'eau).

Ces matelas pourront dès lors
être enlevés sans danger par des
voitures spéciales et désinfectés
dans des étuves.

Cabinets. — Deux fois par jour, dans les maisons où s'est produit un cas de choléra, on versera dans la cuvette des cabinets deux litres de la liqueur bleue, ou deux tasses de chlorure de chaux sec, délayé dans deux litres d'eau.

Tuyaux d'évier. — Une tasse à café de la liqueur bleue, ou de chlorure de zinc liquide à 45 degrés devra être versée chaque soir dans les tuyaux d'évier, les plombs, les conduites des eaux ménagères.

Ordures ménagères. — Les ordures ménagères et les rebuts de cuisine devront être gardés dans une caisse bien fermée, à couvercle ; chaque jour on répandra à leur surface soit un demi-verre de solution de couperose bleue, soit une ou deux cuillerées de chlorure de chaux en poudre.

Il sera bon de recourir à l'emploi de ces dernières prescriptions même

dans les maisons où ne se serait
pas encore déclaré de cas de choléra.

Assainissement de la chambre d'un malade après la maladie et désinfection au soufre des effets d'habillement et de literie.

Dans tous les cas, après la gué-
rison ou une terminaison malheu-
reuse de la maladie, ou après le
départ du malade, quelque court
qu'eût été son séjour, on devra désinfecter la chambre en y brûlant
du soufre.

Pour cela, on commencera par
boucher toutes les ouvertures et
par suspendre les vêtements, cou-
vertures et tous les effets de lai-
nage et de literie ayant appartenu
au malade, dans la pièce même.
Ces dispositions prises, on placera
dans des terrines au-dessus d'un
bassin d'eau ou sur une épaisse
couche de sable mouillé, une quan-

tité de soufre calculée d'après le cubage de la chambre (soit 30 gramme de soufre par mètre cube). Le soufre sera enflammé à l'aide d'alcool versé sur les morceaux. Le local restera fermé pendant 24 heures : après quoi les objets de literie et les vêtements qui s'y trouveront seront nettoyés avec le plus grand soin.

La chambre sera lavée, et laissée inoccupée pendant 8 jours au moins, les fenêtres étant tenues pendant ce temps constamment ouvertes, jour et nuit.

On peut, si cela est nécessaire, s'adresser au commissaire de police de son quartier pour obtenir la *désinfection gratuite.*

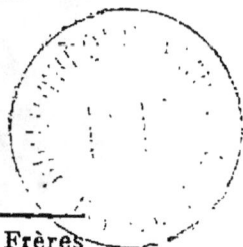

Clermont (Oise). — Imp DAIX Frères
Place Saint-André, 3

www.ingramcontent.com/pod-product-compliance
Lightning Source LLC
Chambersburg PA
CBHW072025290326
41934CB00011BA/2878